Stoffwechsel beschleunigen

10 Fehler, die du unbedingt vermeiden musst

Inhaltsverzeichnis

Fettverbrenne im Schlaf? Dauerhaft schlank sein und attraktiver aussehen...Klingt interessant?
Dann bist du hier richtig!

Mach endlich Schluss mit:

- **~~Nutzlosen Ausreden!~~**
- **~~Plagendem Übergewicht!~~**
- **~~Ständigen Misserfolg!~~**
- **~~Stressigen Diäten!~~**
- **~~Verzweifelten Abnehmversuchen!~~**

Auch ich litt jahrelang an Übergewicht... Bis ich entdeckte, wie ich meinen trägen Stoffwechsel beschleunigen kann:

- **Ich nahm 15 kg ab**
- **Gewann an Selbstbewusstsein**
- **Wurde viel gesünder und glücklicher**
- **Und lernte neue Menschen kennen**

Wie habe ich das geschafft? In diesem Buch verrate ich Dir meine Geheimnisse:
Leidest du auch unter einem trägen Stoffwechsel

- **Welche Lebensmittel Deinen Stoffwechsel auf Trag bringen**
- **Die 5 besten Essensgewohnheiten für eine schnellen Stoffwechsel**
- **Welche Fehler die du unbedingt vermeiden musst**
- **Warum Diäten kontraproduktiv sind**

Auch Du Deinen Stoffwechsel ankurbelst, deinen Körper auf Fettverbrennung einstellst und endlich dein Wunschgewicht erreichst!

Vorweg einmal

Vorab möchte ich dir zum Erwerb dieses Ratgebers gratulieren. Du hast dich entschlossen, an deinem Leben etwas zu ändern und willst deinem Körper etwas Gutes tun, indem du ihn von überflüssigen Pfunden befreist. Je nachdem wie viele Diätversuche du bisher unternommen hast, weißt du, dass es gar nicht so einfach ist, abzunehmen und das Idealgewicht auf Dauer zu halten. Es sind unzählige Diäten auf dem Markt, die einen schnellen Gewichtsverlust ohne größeren Aufwand versprechen und die Pfunde am Besten im Schlaf purzeln lassen. Schön wär´s!

Grundsätzlich gilt: Gezielte Gewichtsabnahme ist nur mit einem intakten und gesunden Stoffwechsel möglich. Es gibt dabei viele Methoden, den Stoffwechsel zu beschleunigen und dadurch effektiv Gewicht zu verlieren. Die richtige Ernährung ist dabei unerlässlich, aber auch das vermehrte Trinken von Wasser und Tee, gezielte Work-out Programme und ausreichend Schlaf können dabei behilflich sein, die Fettverbrennung anzuregen.

Was genau ist eigentlich Stoffwechsel?

Unter Stoffwechsel, auch Metabolismus genannt, versteht man alle biochemischen Vorgänge, die in unserem Körper ablaufen, wobei alle zugeführten Nährstoffe in unseren Zellen abgebaut und zu neuen lebenswichtigen Produkten umgebaut und aufgebaut werden. Dabei beziehen wir uns auf die Energiezufuhr über die Nahrung, die aus Proteinen, Fetten, Kohlenhydraten, Vitaminen und Mineralien besteht. Denn strenggenommen werden alle biochemischen Prozesse, die innerhalb unserer Zellen ablaufen als Stoffwechsel bezeichnet, dazu gehört auch die Sauerstoffaufnahme beim Atmen.

Wenn wir hier von Stoffwechsel sprechen beziehen wir uns ausschließlich auf den Energiestoffwechsel. Wollen wir Gewicht verlieren, müssen wir den Grundumsatz unseres Körpers erhöhen. Grundumsatz bezeichnet die Energiemenge, die unser Körper bei völliger Ruhe zur Aufrechterhaltung seiner lebenswichtigen Funktionen benötigt. Der Grundumsatz hängt dabei von unabänderlichen Faktoren wie Geschlecht, Körpergröße und Alter ab, aber auch von beeinflussbaren Faktoren wie Körpergewicht und Muskelmasse. An den letzteren können wir glücklicherweise etwas ändern, um unseren Stoffwechsel anzuregen.

Ein perfekt funktionierender Stoffwechsel versorgt jede unserer Körperzellen mit allem, was sie braucht und transportiert gleichzeitig Gifte ab. Dabei werden langsam aber sicher überflüssige Pfunde abgebaut und das Lebensgefühl wird allgemein verbessert. Leider gibt es eine ganze Reihe von alltäglichen Fehlern, die wir zum Teil unbewusst machen, die aber den Stoffwechsel verlangsamen. Es wird dadurch schwer, die überschüssigen Pfunde loszuwerden, auch wenn wir vermeintlich alles tun, um schlanker zu werden.

Dieser Ratgeber soll aufzeigen, warum der gewünschte Erfolg trotz Einhaltung einer strikten Diät ausbleiben kann und gibt nützliche Tipps, um diese zu vermeiden und den Stoffwechsel so richtig auf Trab zu bringen. Damit schaffst auch du es, die ungewollten Fettpolster ein für alle Mal loszuwerden. Du wirst sehen, wie gesundheitliche Probleme verschwinden, du wirst mehr Vitalität und Lebensfreude spüren und dich ganz allgemein wohler fühlen.

Fehler Nr. 1

Du ernährst dich mit Fast Food

In unserer heutigen schnelllebigen Zeit ist es für viele Menschen zu aufwendig selbst zu kochen. Der Gedanke, nach dem Arbeiten im Supermarkt frische Waren einzukaufen und diese dann auch noch in eine Mahlzeit zu verwandeln, ist für manche ein Gräuel. Man greift dann doch eher mal zum Fertiggericht oder geht zur Fastfoodkette um die Ecke.

Burger, Pommes, Tiefkühlpizza und Co. können vielleicht kurzfristig unseren Hunger stillen, doch schon nach kurzer Zeit brummt uns wieder der Magen und verlangt nach mehr. Das liegt daran, dass unser Körper keine nützlichen Nährstoffe aus Fast Food ziehen kann und lediglich „leere Kohlenhydrate" verarbeitet. Das bedeutet, dass die Energie, die aus Fast Food und anderen industriell produzierten Lebensmitteln gewonnen wird nur sehr gering ist und von unserem Stoffwechsel kaum gebraucht werden kann. Unser Körper hat wesentlich mehr von langkettigen Kohlenhydraten wie sie zum Beispiel in einer Kartoffel vorhanden sind, da er mehr Zeit für deren Aufspaltung benötigt und damit länger davon zehren kann.

Fast Food und Fertiggerichte haben außerdem einen hohen Zuckergehalt, den wir als kurzkettige Kohlenhydrate zu uns nehmen. Überschüssige Energie in Form von Kohlenhydraten, die nicht von unseren Zellen benutzt oder verbrannt werden, landen in Fettdepots und werden dort gespeichert. Selbst der ein oder andere Zwischensnack kann sich schnell in Form von Hüftgold bemerkbar machen.

Wer also seinen Stoffwechsel anregen und dauerhaft abnehmen möchte sollte gänzlich auf industriell produzierte Lebensmittel verzichten und hauptsächlich natürliche und hochwertige Nahrungsmittel zu sich nehmen.

Dabei gibt es unter den Lebensmitteln wahre Fettkiller, die helfen, den Stoffwechsel anzukurbeln. In diese Kategorie fallen zum Beispiel Mandeln, Lachs, Blaubeeren, Spargel, Spinat, Haferflocken, Eier, Avocados, Ingwer, Johannisbeeren, Zimt, und viele mehr.

□

Fehler Nr. 2

Du trinkst zu wenig Wasser

Als Faustregel gilt schon immer: 1,5-2 Liter Flüssigkeit sollte der Mensch am Tag zu sich nehmen. Viele machen dabei allerdings den Fehler, bei der

Getränkewahl auf kohlensäurehaltige Softdrinks statt auf Wasser und Tees zurückzugreifen.

Dabei sind die bunten Sprudel alles andere als gesund und können sogar giftig für unseren Körper sein. Der Zuckergehalt fast aller Softdrinks liegt über dem täglichen Tagesbedarf. Eine Dose enthält etwa zehn Teelöffel Zucker, daneben gehören Lebensmittelfarbe und Sulphide auf die Zutatenliste. Wie wir bereits erörtert haben, kann überschüssiger Zucker von unserem Körper nicht verbrannt werden und wird in Fettdepots gespeichert. Dadurch kommt es zu einer Gewichtszunahme, die letztendlich in Übergewicht und sogar Fettleibigkeit enden kann.

Doch der Genuss von Softdrinks hat nicht nur eine Gewichtszunahme zur Folge. Die darin enthaltene Phosphorsäure schädigt dauerhaft den Zahnschmelz, kann Vergilben nach sich ziehen und schließlich zu Zahnerkrankungen führen. Darüber hinaus ist es mittlerweile erwiesen, dass sich kohlensäurehaltige Getränke negativ auf die Gesundheit unserer Knochen auswirken, indem sie die Knochendichte beeinträchtigen und zu Osteoporose führen können.

Wenn du also auf deine Gesundheit achten und dabei deinen Stoffwechsel anregen möchtest, dann solltest du Wasser zu deiner bevorzugten Getränkewahl machen. Wem der Geschmack von stillem Wasser zu fade ist, kann alternativ auch ungesüßte Früchtetees und in Maßen auch Kräutertees zu sich nehmen. Grüner Tee eignet sich als Alternative zu Wasser besonders gut, da er gleich eine ganze Reihe Eigenschaften hat, die den Stoffwechsel anregen.

Doch allgemein ist Wasser immer noch einer der besten und gesündesten Durstlöscher. Zum einen enthält es null Kalorien und zum anderen ist Wasser lebenswichtig, da es unsere Körpertemperatur reguliert und Nährstoffe dorthin transportiert, wo sie gebraucht werden. Ein Glas Wasser vor und nach dem Essen kann zwar nicht satt machen, doch es nimmt Platz im Magen ein, der nicht mehr mit Essen gefüllt werden kann. Somit kann die Kalorienaufnahme gesenkt werden.

□

Fehler Nr. 3

Du setzt auf Diätprodukte

Viele versuchen, das Idealgewicht durch den Verzehr von Diät- oder Lightprodukten zu erreichen. Dabei kann der Begriff „Diät“ durchaus für Verwirrung sorgen. Tatsächlich sind Diätprodukte nicht unbedingt kalorienreduziert. Sie sind für Personengruppen mit besonderen Ernährungsanforderungen, wie zum Beispiel Diabetiker bestimmt und können zuweilen mehr Kalorien enthalten als das Normalprodukt.

Aber auch Lightprodukte können täuschen und sind nicht immer leicht. Der Begriff „light“ ist dabei nicht klar definiert und kann bedeuten, dass das Produkt weniger Fett, Kohlensäure, Alkohol oder Zucker enthält. Dabei werden als Ersatz häufig Zuckeraustauschstoffe, Süßstoffe oder auch Wasser mit Bindemitteln verwendet.

Zwar sind Aspartam, Saccharin, Cyclamat und Co. um ein Vielfaches süßer als herkömmlicher Zucker und man braucht daher nur eine geringere Menge zum Süßen, doch sollten die Gefahren dieser Stoffe nicht unterschätzt werden. Vor allem Aspartam schneidet im Test besonders schlecht ab und kann als eine der gefährlichsten Substanzen angesehen werden, die die Industrie jemals auf die Menschheit losgelassen hat. Kopfschmerzen, Schwindelgefühle, Anfälle,

Übelkeit, Starrheit, Muskelkrämpfe, Hautausschläge, Reizbarkeit, Schlaflosigkeit, Sehschwierigkeiten, Hörverlust, Herzklopfen, Herzrhythmusstörungen, Atmungsschwierigkeiten sind nur einige der Nebeneffekte die beim Verzehr von Aspartam auftreten. Erstaunlicherweise wurde in vielen Studien belegt, dass auch Gewichtszunahme der Liste beigefügt werden muss.

Sobald unser Körper etwas als süß wahrnimmt, produziert er Insulin. Dies führt zu Heißhunger und hemmt die Fettverbrennung. Denn ein erhöhter

Insulinspiegel verlangsamt die Umwandlung von Fett in Energie und die Fettverbrennung läuft als Folge nur unzureichend ab. Es wird also mehr Fett im Gewebe eingelagert.

Daher als Tipp: Finger weg von Diät- und Lightprodukten und Süßungsmitteln. Wer dauerhaft abnehmen will, sollte sich ausschließlich natürlich ernähren und auf sämtliche Chemikalien verzichten.

□

Fehler Nr. 4

Du isst zu wenig oder unregelmäßig

Für viele ist die einfache Gleichung weniger essen = Gewichtsverlust das A und O bei einer Diät. Allerdings hat sich diese Methode in der Praxis zumindest auf lange Sicht noch nie bewährt und führt nicht nur zum Jojo-Effekt, sondern kann ernsthafte gesundheitliche Probleme nach sich ziehen. Der Körper braucht täglich ein gewisses Maß an Energie, um richtig funktionieren zu können.

Isst man weniger als 1200 kcal pro Tag, schaltet der Körper in einen Sparmodus und es kommt zum sogenannten Hungerstoffwechsel, der nicht nur schädlich ist, sondern ein dauerhaftes Abnehmen schlichtweg unmöglich macht. Wird dem Körper weniger Energie zugeführt, muss er weniger Fett verbrennen und senkt allgemein den Energieverbrauch. Dadurch wird zwar Körperfett aber auch Muskelmasse abgebaut, was anfänglich zu einer Gewichtsreduktion führt. Dabei ist zu beachten, dass Muskeln mehr Energie als Fett verbrauchen. Je mehr Muskeln also vom Körper abgebaut werden, desto weniger Energie benötigt er und der Grundumsatz sinkt. Irgendwann verabschiedet sich der Stoffwechsel in den Ruhezustand und es geht gar nichts mehr. Dieser Hungerstoffwechsel dauert aber auch dann noch an, wenn der Körper wieder Nahrung bekommt. Der stürzt sich dann nämlich auf die neue Energie und legt sie sofort in Fettreserven ab und der gefürchtete Jojo-Effekt ist vorprogrammiert.

Doch nicht nur eine drastisch reduzierte Kalorienanzahl kann sich negativ auf die Stoffwechselfunktion auswirken. Unregelmäßiges Essen birgt ebenfalls Tücken, die nicht von der Hand zu weisen sind. Wer zwar kleine Mahlzeiten verzehrt, diese aber zu dicht hintereinander einnimmt, verwehrt seinem Körper die wichtigen Pausen, die er braucht, um die Nährstoffe zu verarbeiten. Wenn andererseits Mahlzeiten gänzlich ausgelassen werden, entstehen Mangelsituationen und der Körper fährt auf Sparflamme herunter. Dabei sollte besonders auf ein ausgewogenes Frühstück nicht verzichtet werden. Insbesondere morgens ist der Energievorrat des Körpers aufgebraucht. Eine kohlenhydratreiche Mahlzeit kurbelt dann den Stoffwechsel an und sorgt für einen guten Start in den Tag.

Es macht zwar Sinn, die Nährstoffzufuhr etwas zu reduzieren, um abzunehmen. Dennoch sollte man dabei keine Mahlzeit überspringen und auf eine ausreichende Versorgung für den Körper achten. Eine harmonische Verteilung der Mahlzeiten mit 3 Hauptmahlzeiten und 1 bis 2 gesunden Zwischensnacks aus Obst oder Gemüse wird empfohlen.

□

Fehler Nr. 5

Du nimmst zu wenig Proteine zu dir

Knausere nicht mit Eiweiß, wenn du auf lange Sicht abnehmen willst. Um das Wunschgewicht zu erlangen und auch dauerhaft zu halten, ist es wichtig, ausreichend Proteine zu sich zu nehmen. Eiweiße sind unsere Lebensbausteine, die von unserem Körper ständig gebraucht werden, da jede einzelne Zelle ohne diese nicht funktionieren könnte.

Jedes Protein-Molekül besteht aus einer bestimmten Verbindung aus verschiedenen Aminosäuren. Dabei gibt es 9 essentielle Aminosäuren aus denen unser Körper 13 weitere selbst herstellen kann. Dieses Set aus 21 Aminosäuren reicht unserem Körper, um die Proteine für sämtliche Körperzellen herzustellen, vorausgesetzt die 9 essentiellen

Aminosäuren werden über die Nahrung zugeführt. Ist dies nicht der Fall, so ist die Bauanleitung für bestimmte Proteine nicht mehr komplett und der Körper muss auf Eiweiße aus den hart erkämpften Muskeln an Bauch oder Bizeps zurück greifen. Dies ist zwar eine kurzfristige Lösung, doch auf lange Sicht wird es den Körper ermüden. Daher muss darauf geachtet werden, alle lebenswichtigen Aminosäuren durch den Verzehr unterschiedlicher eiweißhaltiger Lebensmittel aufzunehmen. Das dient dem optimalen Aufbau und Erhalt der Muskeln, was wiederum den Stoffwechsel anheizt und Fett verbrennt. Denn die Kalorien, die in Eiweiß stecken werden zu 30 Prozent gleich wieder verwertet. Das ist erheblich mehr als bei Kohlenhydraten und Fee, demnach setzt eiweißreiches Essen nicht so leicht an.

Außerdem ist Eiweiß ein exzellenter Sattmacher. Eiweiß lässt deinen Insulinspiegel nicht in die Höhe schnellen, sondern hält ihn konstant auf einem Level. Das hält lange satt und verhindert Heißhungerattacken. Durch Studien wurde außerdem belegt, dass

Proteine den Körper dazu anregen, mehr Sättigungshormone freizusetzen. Somit sind Eiweiße auch gute Verbündete im Kampf gegen den Jo-Jo Effekt.

Dennoch sollte immer darauf geachtet werden, die Ernährung nicht zu eiweißlastig zu gestalten. Der gänzliche Verzicht auf Kohlenhydrate und Fette kann dem Gewichtsverlust nicht nur hinderlich sein, sondern auch ernsthafte gesundheitliche Schäden nach sich ziehen.

□

Fehler Nr. 6

Du bewegst dich zu wenig

Viele glauben, eine Ernährungsumstellung alleine ist ausreichend, um langfristig Gewicht zu verlieren. Doch wenn wir zu viel Zeit im Sitzen verbringen, hat unser Körper weniger zu tun. Er muss damit weniger Energie verbrennen, was unseren Stoffwechsel auf Dauer auf Sparflamme schalten lässt.

Fakt ist: Ohne ausreichend körperliche Bewegung hilf auch die beste Diät nichts! Wer langfristig Gewicht verlieren will, kommt um ein regelmäßiges Work-out nicht vorbei. Mit körperlicher Aktivität kannst du deinen Energieverbrauch nicht nur beschleunigen, sondern im Extremfall sogar verzehnfachen! Die beste Methode ist ausgewogene Bewegung wie zum Beispiel Joggen, Radfahren oder Schwimmen.

Denn mit sportlicher Betätigung erhöhst du sowohl deinen Grundumsatz als auch deinen Leistungsumsatz. Wie wir zuvor bereits erörtert haben ist der Grundumsatz die Energiemenge, die der Körper während des Ruhezustands erzeugt, um alle lebenswichtigen Funktionen aufrecht zu erhalten. Der Leistungsumsatz ist die Energie, die unser Körper bei körperlicher Aktivität zusätzlich zum Grundumsatz aufbringen muss, um unseren Stoffwechsel in Gang zu halten. Wird der Grundumsatz erhöht, so steigt automatisch auch der Leistungsumsatz und umgekehrt. Je höher die Summe von Grund- und

Leistungsumsatz umso schneller und effektiver nimmt man ab.

Sport ist demnach ein unabdingbarer Faktor im Kampf gegen die Fettpölsterchen. Dabei darf man sich zwischendurch auch gerne mal richtig auspowern, denn wenn Sie richtig Gas geben, werden die Pfunde erst so richtig purzeln.

Beim Intervalltraining, das sich hervorragend für Lauftraining, Radfahren aber auch Cardiotraining eignet, wird das Tempo innerhalb einer Trainingseinheit variiert. Auf kurze und intensive Sprints folgen lockere Erholungsphasen, die mehrfach wiederholt werden. Dabei kommt man richtig ins Schwitzen und die Fettverbrennung wird deutlich angekurbelt.

Ein weiterer Vorteil bei verstärkter körperlicher Aktivität ist die Tatsache, dass dein Stoffwechsel auch bis zu 14 Stunden nach dem Ende des Work-Outs verstärkt Fett verbrennt. Dieser Nachbrenneffekt wird noch intensiver, wenn du viel Wasser trinkst und bis zu einer Stunde nach dem Sport keine Kalorien zu dir nimmst.

Fehler Nr. 7

Du übst kein Widerstandstraining

Ausdauertraining in Verbindung mit Intervalltraining sind ideale Fettverbrenner, doch sind die Möglichkeiten damit noch nicht komplett ausgeschöpft. Wer seinen Stoffwechsel noch mehr in Schwung bringen will, der setzt auf Muskeltraining. Muskeln sind wahre Champions und mit Abstand die besten Fettverbrenner in unserem Körper - je mehr Muskelmasse ein Mensch hat, desto mehr Fett verbrennt er. Bereits ein Kilo mehr Muskelmasse verbrennt ungefähr 50 Extra-Kalorien pro Tag. Mit zunehmendem Krafttraining erhöht sich nicht nur die Muskelmasse, die Muskeln werden auch effektiver, denn Muskeln verbrennen auch im Ruhezustand 30 Mal mehr Energie als Fett. Die Fettpolster werden also auch dann weggeschmolzen, wenn sie abends auf der Couch liegen!

Darüber hinaus werden beim Krafttraining Wachstumshormone erzeugt, die nicht nur beim Muskelaufbau helfen, sondern auch das Hormonmilieu und damit den Stoffwechsel in Balance bringen. Ebenso werden die Schilddrüsenfunktion und Neurotransmitter wie Dopamin und Adrenalin reguliert. Wenn all diese Hormonfunktionen im Einklang sind, begünstigt dies auch den Fettabbau.

Du musst dich für dein Krafttraining nicht unbedingt gleich im Fitnessstudio anmelden. Es gibt viele Übungen, die sich bequem zu Hause durchführen lassen. Kniebeugen, Hanteltraining, Training mit Gummibändern, Liegestützen, Bauchmuskeltraining, etc. sind nur einige Beispiele dafür. Wichtig ist dabei immer, dass der ganze Körper trainiert wird und Sie sich nicht nur auf einzelne Partien beschränken. Alle Muskeln sollten mit einbezogen werden, aber ganz besonders die großen Muskeln wie Po, Bauch, Oberschenkel und Rücken, da sie den

Stoffwechsel am stärksten beschleunigen und am meisten Fett verbrennen.

Noch ein kleiner Tipp: Lass dich nicht von der Waage täuschen. Es ist durchaus möglich, dass anfangs nur eine sehr geringe Gewichtsreduktion oder sogar eine leichte Gewichtszunahme zu sehen ist. Das liegt daran, dass Fettgewebe teilweise durch Muskelmasse ersetzt wird, die schwerer wiegt als Fett. Daher heißt es: dranbleiben. Mehr Muskeln beschleunigen den Fettabbau und der macht sich dann auch auf der Waage bemerkbar.

Fehler Nr. 8

Du schläfst zu wenig

Zu wenig oder unregelmäßiger Schlaf sind für einen ausgewogenen Stoffwechsel fast genauso hinderlich wie die Portion Pommes beim Kiosk um die Ecke. Ohne ausreichend Schlaf kann das hormonelle Gleichgewicht unseres Körpers aus den

Fugen geraten und unseren Stoffwechsel völlig durcheinander bringen. Eine ganze Reihe von Studien belegen mittlerweile, dass Menschen, die weniger schlafen zu Übergewicht neigen. Man hat herausgefunden, dass Ausgeschlafene bei gleicher Kalorienzufuhr schlanker bleiben als Schlafmuffel.

Dabei gibt es verschiedene Theorien zur Ursache der Gewichtszunahme. Einige Wissenschaftler glauben, dass Schlafmangel den Stoffwechsel verlangsamt und Menschen mit weniger Schlaf daher weniger Kalorien verbrauchen. Schlechter Schlaf kann zudem das Hungerhormon Ghrelin anregen und gleichzeitig das Sättigungshormon Leptin verringern. Dies könnte erklären, weshalb Menschen, die an Schlafmangel leiden, oft hungrig sind und Schwierigkeiten beim Abnehmen haben. Möglich ist ebenfalls, dass das Energieniveau bei unausgeschlafenen Menschen einfach niedriger ist und es ihnen deshalb schwerer fällt, sich zu bewegen. Wir wissen außerdem, dass wichtige Regenerationsprozesse während des Schlafs ablaufen und es ist möglich, dass diese mehr Kalorien verbrauchen als gedacht. Wer also mehr schläft, verbrennt mehr Fett.

Doch ausreichend Schlaf ist nicht nur wichtig für die Fettverbrennung sondern ist allgemein für unsere Gesundheit unabdingbar. Ein schlechtes Schlafverhalten erhöht nachweislich den Blutzuckerspiegel und die Insulinresistenz. In Studien wurde deutlich, dass Probanden mit nur vier Stunden Schlaf erhöhte Blutzuckermengen langsamer abbauen. Ein wechselnder Schlafrhythmus beeinträchtigt demnach den Glukose-Stoffwechsel und kann zu Diabetes-Erkrankungen führen.

Sicher ist, dass das Immunsystem und der Stoffwechsel bei Schlafmangel beträchtlich leiden. Wichtig sind also 7 bis 9 Stunden Schlaf pro Nacht, um den Stoffwechsel in Balance zu halten.

Fehler Nr. 9

Du bist stets konstanten Temperaturen ausgesetzt

Eine der wichtigsten Aufgaben unseres Stoffwechsels ist die Regulierung der Körpertemperatur. Diese liegt im Normalfall zwischen 36,5 bis 37,5 Grad und bei Kälte durch Zittern aufrechterhalten. Dieser Prozess ist muskulär bedingt und verbraucht bereits ein gewisses Maß an Energie. Wer seinen Körper also stetig konstanten Temperaturen aussetzt bedingt damit einen langsamen Stoffwechsel. Dieser muss weniger arbeiten, um die eigene Körpertemperatur zu regulieren und ständig den Außentemperaturen anzupassen.

Doch der Körper geht bei der Wärmeerzeugung sogar noch einen Schritt weiter, wobei das Körperfett direkt zum Einsatz kommt. Bei dem Prozess der kalten Thermogenese (auch chemische Thermogenese genannt) wird das sogenannte braune Fettgewebe oxidiert, um Hitze freizusetzen, es verpufft sozusagen regelrecht. Das braune Fett – im Gegensatz zum weißen Fett, welches für das Hüftgold und den Schwabbelbauch verantwortlich ist - besteht zu einer hohen Anzahl aus Mitochondrien. Diese wandeln Energie in Wärme um und dank ihrer Brennkraft werden viele Kalorien besonders aus dem weißen Fettgewebe verbrannt.

Es wird demnach klar, dass Kälte in jeder Form beim Gewichtsverlust helfen kann. Frieren, kalte Duschen und sogar das Trinken von kaltem Wasser sind alles Methoden, die die Pfunde purzeln lassen.

Daher heißt es: Heizung runter drehen und an die frische Luft gehen. Wer seinen Stoffwechsel so richtig auf Trab bringen möchte, der verwöhnt seinen Körper mit Saunagängen und Wechselduschen. Kalte Duschen am Morgen machen wach und sorgen für mehr Energie und fördern dabei den Stoffwechsel, die Durchblutung und das Immunsystem.

Fehler Nr. 10

Du hast zu viel Stress

In unserer heutigen schnelllebigen Zeit, leiden viele Menschen unter psychischem Stress. Es ist manchmal gar nicht so einfach, Job, Familie, Freude und Freizeit unter einen Hut zu bringen und dabei auch noch entspannt zu bleiben. Es ist lange bekannt, dass Stress dick machen kann, denn unter Zeit- und Leistungsdruck greifen wir schneller zu ungesundem Fastfood und ernähren uns allgemein unausgewogener und unregelmäßiger. Aber das ist nicht der alleinige Grund für stressbedingtes Übergewicht. Forscher haben mittlerweile herausgefunden, dass Stress den Stoffwechsel tatsächlich verlangsamen kann.

In einer Studie wurde ermittelt, dass Probandinnen, die vor einer kalorienhaltigen Mahlzeit einer Stresssituation ausgesetzt waren, deutlich weniger Kalorien verbrannten als jene

Probandinnen, die 24 Stunden vor dem Essen nicht stressiges erlebt hatten. Im Durchschnitt verbrannten sie in 7 Stunden 104 Kalorien weniger. Auf ein ganzes Jahr hochgerechnet bedeutet das eine Gewichtszunahmen von 5 Kilogramm pro Jahr.

Zudem konnte nachgewiesen werden, dass vermehrter Stress den Insulinspiegel steigen lässt. Dies führt wiederum dazu, dass mehr Fett im Körper eingelagert wird und auf lange Sicht Gewichtszunahme zur Folge hat.

Es ist also außerordentlich wichtig, einen Ausgleich für den Stress zu finden, um Körper und Geist wieder in Einklang zu bringen. Ganz ideal ist hierfür Sport, der sich nicht nur positiv auf das Wohlbefinden auswirkt, sondern auch gleich noch den Stoffwechsel mit anregt.

Oder entspanne dich einfach mal mit einem heißen Bad. Ein Bad mit Bittersalz zum Beispiel ist nicht nur unglaublich beruhigend, es fördert gleichzeitig die Entgiftung. Das Bittersalz hilft, Giftstoffe aus dem Körper zu ziehen und bringt damit den pH-Wert ins Gleichgewicht.

Obendrein versorgt es den Körper mit Magnesium und regt den Stoffwechsel an.

☐

Schlusswort

Berücksichtige alle Faktoren

Um effektiv und langfristig Gewicht zu verlieren, ist es notwendig, den Lebensstil zu ändern. Dabei ist es wichtig, alle hier erwähnten Faktoren zu berücksichtigen, denn es hilft nichts, kalt zu duschen und ein paar Hanteln zu stemmen, wenn täglich Junkfood auf dem Ernährungsplan steht.

Ernähre dich gesund und ausgewogen. Achte darauf, dass du ausreichend Kalorien zu dir nimmst, dass der Grundumsatz gedeckt bleibt. Denn andernfalls schaltet der Körper in den Hungermodus und fährt den Stoffwechsel herunter. Die Wunschfigur rückt dann in weite Ferne, sobald du wieder normal isst und der gefürchtete Jojo-Effekt tritt ein. Iss also ausreichend und vermeide Hungergefühle, die länger als eine Stunde andauern.

Nimm außerdem ausreichend Proteine zu dir. Der Körper benötigt mehr Energie, um Proteine zu verarbeiten. Außerdem halten Proteine lange satt und sorgen dafür, dass keine Muskelmasse abgebaut wird.

Trinke viel Wasser und achte darauf, vor und nach dem Essen ein Glas zu dir zu nehmen. Das hilft beim Abnehmen und regt den Stoffwechsel an. Mit einer Tasse grünem Tee zwischendurch lässt sich effektiv der Metabolismus ankurbeln.

Bewege dich viel und treibe Sport. Eine Mischung aus Ausdauertraining, Intervalltraining und Krafttraining ist ideal, um den Stoffwechsel anzuregen und viel Fett zu verbrennen.

Ganz wichtig für einen gesunden Stoffwechsel ist es auch, genug Schlaf und Entspannung zu finden. Ein gesunder Schlafrhythmus und ein ausgeglichener Tagesablauf sind für einen perfekt funktionierenden Metabolismus unerlässlich.

Falle nicht ins Extrem

Schließlich bleibt noch zu erwähnen, wie wichtig es ist, nicht gleich ins Extreme zu verfallen. Es liegt ganz bei dir, wie schnell du Gewicht verlierst, jedoch hat es noch niemandem geholfen, sich zu hohe Ziele zu stecken. Niemand kann in einer Woche auf gesunde Weise 5 Kilo verlieren oder innerhalb eines Monats zwei Kleidergrößen kleiner tragen. Stecke dir maßvolle Ziele. Damit beugst du Frust vor und kannst dich täglich aufs Neue motivieren.

Außerdem gilt: verbiete dir nicht gänzlich alles, was du unbedingt essen oder tun möchtest. Das ruft auf lange Sicht nur Frustration hervor und verleidet die Lust am Abnehmen. Gönne dir den Schokoriegel ruhig – allerdings als Belohnung am Ende einer Woche, in der du dich gesund ernährt hast und hinreichend Sport getrieben hast. Glaube mir: die Schokolade schmeckt dann noch himmlischer!

Halte durch

Es ist ganz wichtig, nicht gleich die Flinte ins Korn zu werfen, wenn es am Anfang mit dem Abnehmen nicht so klappt wie erhofft. Ist der Stoffwechsel erst einmal im Ungleichgewicht, kann es ein wenig dauern, bis dieser sich normalisiert und die Fettverbrennung eintritt. Gib also nicht gleich auf, wenn die Waage zu Beginn keine Veränderung anzeigt.

Früher oder später werden die Pfunde ganz bestimmt purzeln. Doch du wirst ganz sicher schon früh bemerken, wie viel wohler du dich in deiner Haut fühlst. Ein gut funktionierender Stoffwechsel bedeutet auch Gesundheit und Wohlbefinden für Körper und Geist. Erfreue dich an deinem gesünderen und aktiveren Leben und hab Spaß dabei!

Bonus

Als Bonus ist hier noch ein kleiner Auszug aus dem Bestseller „Fett verbrennen am

Bauch“ mit tollen Tipps, wie du deinen Stoffwechsel auf Trab bringst und dadurch schlank wirst:

Super-Fettverbrenner: Ingwer, Zimt, Zitrone und noch viele mehr!

Wenn du deine Fettpölsterchen erfolgreich loswerden möchtest, solltest du Lebensmittel in deine Ernährung integrieren, die großen Einfluss bei der Fettverbrennung haben. Damit sind jene Nahrungsmittel gemeint, die deinen Körper dabei unterstützen, aufgenommene Mahlzeiten in ihre Bestandteile zu zerlegen und in Energie umzuwandeln. Zudem können diese Wunderhelfer Gifte in deinem Körper abbauen und deinen Stoffwechsel beschleunigen.

Die bekanntesten – und stärksten – Fettverbrenner sind Zwiebeln, Knoblauch, Ingwer, Tomaten, Senf, Zimt, Zitronen, Honig und Chayenne Pfeffer. Verwende diese leckeren Zutaten bei der Zubereitung von Salaten, Suppen, Eintöpfen oder Angebratenem, damit sie ihre Wirkung entfalten können. Frischer Knoblauch und Ingwer sind eine hervorragende Ergänzung zu fast jedem Gericht. Zimt ist hingegen nicht nur sehr aromatisch, sondern auch in der Alternativmedizin für seine heilende Wirkung anerkannt. Gib etwas Zimt in deine Bratensoßen oder Reisgerichte und schon kannst du auf köstliche Art das Fett sprichwörtlich schmelzen lassen.

Solltest du keine Lust aufs Kochen von fettverbrennenden Gerichten haben, so kannst du auch einfach morgens nach dem Aufstehen ein Stück frischen Ingwer oder Knoblauch essen.

Wenn Sie das Thema noch weiter interessiert, kannst du in dem Amazon Bestseller „Fett verbrennen am Bauch“ mehr darüber lesen:

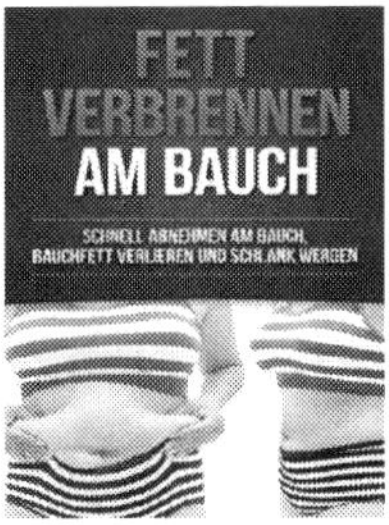

Impressum

Impressum und Verlag: Sophia Tiemann
c/o Papyrus Autoren-Club, R.O.M.
Logicware GmbH Pettenkoferstr. 16-18,
10247 Berlin

Wichtiger Hinweis:

Die in diesem Buch enthaltenen Informationen dienen ausschließlich informativen Zwecken und dürfen unter keinen Umständen als Ersatz für eine professionelle Beratung oder Behandlung durch ausgebildete und anerkannte Ärzte angesehen werden. Diese beinhalten keinerlei Empfehlungen bezüglich bestimmter Diagnose- oder Therapieverfahren. Die Inhalte dürfen niemals als eine Aufforderung zur Selbstbehandlung oder als Grundlage für Selbstdiagnosen und -medikation verstanden werden. Die Informationen spiegeln lediglich die Meinung des Autors wieder. Der Autor übernimmt für die Art oder Richtigkeit der Inhalte keine Garantie, weder ausdrücklich noch impliziert.

Sollten Inhalte des Buches gegen geltendes Recht verstoßen, dann bittet der Autor um umgehende Benachrichtigung.

Die betreffenden Inhalte werden dann umgehend entfernt oder geändert.

Haftung für Links

Das Buch enthält Links zu externen Webseiten Dritter, auf deren Inhalte wir keinen Einfluss haben. Deshalb können wir für diese fremden Inhalte keine Gewähr übernehmen. Für die Inhalte der verlinkten Seiten ist stets der jeweilige Anbieter oder Betreiber der Seiten verantwortlich. Die verlinkten Seiten wurden zum Zeitpunkt der Verlinkung auf mögliche Rechtsverstöße überprüft. Rechtswidrige Inhalte waren zum Zeitpunkt der Verlinkung nicht erkennbar. Eine permanente inhaltliche Kontrolle der verlinkten Seiten ist jedoch ohne konkrete Anhaltspunkte einer Rechtsverletzung nicht zumutbar. Bei Bekanntwerden von Rechtsverletzungen werden wir derartige Links umgehend entfernen.

9390848R00031

Printed in Germany
by Amazon Distribution
GmbH, Leipzig